Dieses Buch
widme ich meiner
Gesundheit

KNAUR.LEBEN

Dr. Thomas Rampp

IMMUNBOOSTER ATMEN

Mit praktischen Übungen
die Heilkraft des Atems entdecken

KNAUR.LEBEN

Die in diesem Buch vorgestellten Empfehlungen wurden vom Autor und dem Verlag sorgfältig geprüft und haben sich in der Praxis bewährt. Dennoch kann keine Garantie für das Ergebnis übernommen werden. Der Verlag und der Autor schließen jegliche Haftung für Gesundheits- und Personenschäden aus.

Besuchen Sie uns im Internet:
www.knaur-leben.de

Aus Verantwortung für die Umwelt hat sich die Verlagsgruppe Droemer Knaur zu einer nachhaltigen Buchproduktion verpflichtet. Der bewusste Umgang mit unseren Ressourcen, der Schutz unseres Klimas und der Natur gehören zu unseren obersten Unternehmenszielen. Gemeinsam mit unseren Partnern und Lieferanten setzen wir uns für eine klimaneutrale Buchproduktion ein, die den Erwerb von Klimazertifikaten zur Kompensation des CO_2-Ausstoßes einschließt. Weitere Informationen finden Sie unter: www.klimaneutralerverlag.de

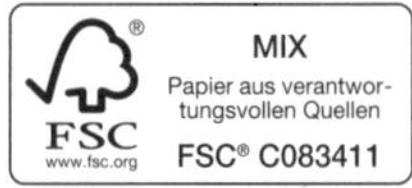

Originalausgabe Januar 2021
Knaur.Leben Taschenbuch

Ein Imprint der Verlagsgruppe
Droemer Knaur GmbH & Co. KG, München

Redaktion: Martina Darga
Covergestaltung: Isabella Materne
Coverabbildung: Marion Stelter
Abbildungen im Innenteil: Marion Stelter
Satz: Adobe InDesign im Verlag
Druck und Bindung: CPI books GmbH, Leck
ISBN 978-3-426-87907-8

2 4 5 3 1

Inhalt

Vorwort

Bewusstes Atmen ist die beste und bekömmlichste Medizin, und mit fast 200 Studien gibt es eine breite wissenschaftliche Basis zur Atemtherapie.

Ein starkes, gut funktionierendes Immunsystem hängt von vielen Faktoren ab. Die Ernährung spielt eine wichtige Rolle, ebenso wie Bewegung und genügend Schlaf. Aber wussten Sie auch, dass bewusstes Atmen ein sehr wirkungsvolles Werkzeug in der Immunstärkung sein kann?

Die Lunge ist ja eigentlich ein eher stilles, wenn auch sehr kräftiges Organ. Sie ist in der Regel schmerzunempfindlich, wir nehmen sie im Alltag kaum wahr. Wenn man sich also nicht gerade verschluckt oder einen bösen Reizhusten hat, achtet man meistens gar nicht auf die Atmung.

Die Atmung findet normalerweise unbewusst statt und passt sich ständig dem individuellen Lebensrhythmus an. Heutzutage leiden viele Menschen unter andauerndem Stress oder auch Ängsten. Infolgedessen atmen sie oberflächlich und verkrampft, ihre Atemfrequenz ist erhöht, und der Körper wird nur unzureichend mit lebensnotwendigem Sauerstoff versorgt. Stress beeinträchtigt also den natürlichen Atemfluss.

Um der eigenen körperlichen und seelischen Gesundheit willen lohnt es sich, der Atmung mehr Aufmerksamkeit zu schenken. Denn eine tiefe, entspannte und auch kontrollierte, also bewusste Atmung zahlt sich aus. Sie macht fokussierter, fitter und letztendlich gesünder – sogar gelassener und zufriedener.

Im ersten Teil dieses Buchs erfahren Sie, wie die Atmung funktioniert und was die Wissenschaft zur Bedeutung der Atmung für das Immunsystem sagt. Im zweiten Teil lernen Sie verschiedene Atemmethoden und -übungen kennen, die unter anderem aus den Bereichen Yoga, Qigong, MBSR und Mind-Body-Medizin stammen. Dazu kommen effektive »Mini«-Übungen, die Sie immer mal wieder zwischendurch machen können.

Aus dem bunten Strauß von Methoden habe ich diejenigen ausgewählt, die nach meiner Erfahrung effektiv sind und sich problemlos in den Alltag integrieren lassen. Seien Sie neugierig, probieren Sie es aus.

Ihr Trainingsgerät Atem haben Sie immer und überall dabei – das ist eine ideale Voraussetzung dafür, um Ihr Immunsystem zu stärken.

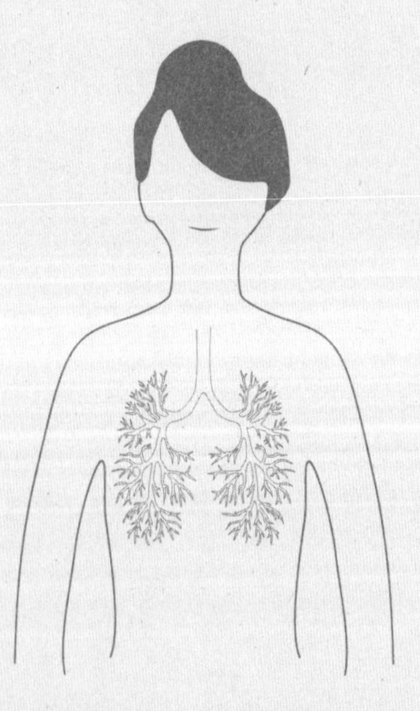

WAS SAGT DIE WISSENSCHAFT?

Schon der allererste Atemzug prägt das Immunsystem

Spezielle Signalstoffe, die beim ersten Atemzug nach der Geburt ausgeschüttet werden, prägen die Immunzellen der Lunge ein Leben lang und beeinflussen vor allem die Abwehrleistung gegen Bakterien. Dies konnte von Wissenschaftlern der Medizinischen Universität Wien in Zusammenarbeit mit dem Forschungszentrum für Molekulare Medizin der Österreichischen Akademie der Wissenschaften (CeMM) gezeigt werden.

Beim ersten Atemzug entfaltet sich die Lunge schlagartig, um mit der Sauerstoffaufnahme zu beginnen. Dabei strömen aber auch Fremdstoffe sowie Mikroorganismen ein. Doch durch besondere Abwehrsysteme kann sich die Lunge vor Schädigungen und Infektionen schützen, ohne dabei den Gasaustausch zu beeinträchtigen.

Vom ersten bis zum letzten Atemzug leistet die Lunge für uns ganze Arbeit. Mit jedem Atemzug filtert sie über ihre etwa hundert Quadratmeter große Oberfläche lebenswichtigen Sauerstoff aus der Atemluft, während sie Kohlendioxid zum Ausatmen abgibt. Über 10 000 Liter Luft atmet ein erwachsener Mensch jeden Tag ein und aus. Viren, Bakterien und andere potenziell schädliche Stoffe der Luft müssen dabei daran gehindert werden, sich in der Lunge festzusetzen oder in den Körper einzudringen. Zu diesem Zweck besitzt die Lunge ein eigenes Arsenal an hoch spezialisierten Immunzellen, die ein kompliziertes Gleichgewicht zwischen ständiger Abwehrbereitschaft und Eindämmung überbordender Immunreaktionen aufrechterhalten. Wie sich diese fein abgestimmte Balance oder *Homöostase* nach der Geburt einstellt, war bisher kaum erforscht.

Doch vor Kurzem konnte eine Forschungsgruppe um Sylvia Knapp, Professorin für Infektionsbiologie an der Medizinischen Universität Wien, an Mäusen zeigen, dass direkt nach dem ersten Atemzug entscheidende Signale gesetzt werden, die zu tiefgreifenden Veränderungen in der Lunge führen.* Nach Angabe der Studienautoren führt die Aufblähung der Lunge beim ersten Atemzug zu einer Ausschüttung des Zytokins Interleukin (IL)-33. Zytokine sind eine inhomogene Gruppe von regulatorischen Proteinen (Eiweißen), die der Signalübertragung zwischen Zellen dienen und deren Wachstum und Differenzierung steuern. Sie werden u. a. von vielen Zellen des Immunsystems sowie von Bindegewebszellen gebildet.

Daraufhin werden spezielle weiße Blutkörperchen – sogenannte lymphoide Typ-2-Zellen (ILC2) – aktiviert und wandern in die Lunge ein. Dort schütten diese ein weiteres Signalmolekül (Il-13) aus, das schließlich die wichtigsten Immunzellen in den Atemwegen, die Alveolarmakrophagen, für ihre spezielle Aufgabe in der Lunge vorbereitet. Makrophagen sind Fresszellen des Immunsystems, die in den Lungenbläschen (Alveolen) vielerlei Funktionen erfüllen. Eine davon besteht darin, dass sie die Lunge reinigen, indem sie sich Fremdpartikel, zum Beispiel Erreger, Staub oder Ruß, einverleiben.

Die ILC2-Zellen spielen eine wichtige Rolle in der Abwehr von Parasiten oder auch von (Influenza-)Viren. Außerdem haben sie eine wichtige Bedeutung für die Homöostase der Lunge. Wie die neuere Forschung zeigt,

---

* Siehe *Cell Reports 2017*, Band 18/8, S. 1893–1905.

leiten sie unmittelbar nach der Geburt wichtige Instruktionen an die Alveolarmakrophagen weiter. Diese beginnen dann unmittelbar damit, Entzündungen einzudämmen und zugleich die ungestüme Immunantwort zu drosseln. Damit stellen sie sicher, dass die Lunge für den Gasaustausch intakt und gesund bleibt.

Dieser Mechanismus schützt in der frühen Lebensphase vor überschießenden Entzündungsprozessen – birgt jedoch auch gewisse Risiken. Einerseits ist er essenziell, um unmittelbar nach der Geburt eine Beruhigung des Immunsystems der Lunge zu gewährleisten. Andererseits erhöht sich im Laufe des Lebens dadurch aber auch die Anfälligkeit für bestimmte lungentypische Infektionen, die teilweise schwere Verläufe nehmen können. Aber auch überschießende Entzündungsprozesse bis hin zum sogenannten »Zytokinsturm« sind nicht ungefährlich.

Eine solche sich selbst verstärkende Rückkopplung zwischen Immunsystem und entzündungsfördernden Eiweißen kann in Rahmen von infektiösen und nichtinfektiösen Erkrankungen auftreten, u.a. auch bei der Influenza, auch echte Grippe oder Virusgrippe genannt.

Als Ursache für einen Zytokinsturm wird unter anderem das sogenannte Inflammaging diskutiert. Dieser Begriff beschreibt eine Ansammlung von meist altersbedingten entzündlichen Vorgängen im Körper, die körpereigene Abwehr ist ständig in Alarmbereitschaft. Entzündungs- und Alterungsprozesse gehen also Hand in Hand. Ein potenzieller Krankheitserreger könnte somit eine gefährliche Überreaktion des Immunsystems auslösen.

Stille Entzündungen sind tickende Zeitbomben

Eine anerkannte Definition der »stillen Entzündung« existiert bislang noch nicht. Aber man spricht davon, wenn bestimmte Blutwerte, die Entzündungsmarker (wie CRP oder TNF-α), um das Doppelte oder Dreifache angestiegen sind.

Entzündungen haben tiefgreifende Wirkungen auf den Körper und die Gesundheit. So sind chronische Krankheiten meist nicht nur auf eine einzige Ursache zurückzuführen, sondern wurden durch eine Mischung vieler verschiedener Faktoren ausgelöst. Zum einen spielt die genetische Veranlagung eine Rolle, aber auch Umwelteinflüsse und insbesondere der Lebenswandel können chronische Krankheiten begünstigen. Der Einfluss von Entzündungen im Körper rückt dabei immer mehr in den Fokus der Medizin. Epidemiologische Studien belegen inzwischen, dass Zivilisationskrankheiten wie Diabetes mellitus, bestimmte Formen von Krebs, Herzinfarkt, Schlaganfall, Demenz, psychische Krankheiten, chronisch-obstruktive Lungenerkrankung (COPD), Allergien, Arteriosklerose, nicht-alkoholische Fettleber, chronische Schmerzen und vorschnelle Alterung und Degeneration durch »stille Infektionen« begünstigt werden.

Das Immunsystem aktiviert also seine Abwehrkräfte, um eine Gefahr zu bekämpfen. Fährt es jedoch seine Aktivität nicht wieder auf ein normales Maß zurück, sobald die Gefahr gebannt ist, bleibt eine Entzündung im Körper zurück, etwa im Zahnfleisch, in den Lymphknoten, im Darm, im Gehirn oder in der Lunge. Solche stillen Entzündungen weisen keine typischen Symptome mehr auf, weshalb wir sie häufig gar nicht bemerken. Sie im Körper zu haben, ist unserer Gesundheit nicht zuträglich. Aber die gute Nachricht ist, dass wir sie relativ leicht reduzieren können. Oft helfen schon kleine Veränderungen im Alltag. Hierzu gehören neben gesunder vollwertiger Ernährung regelmäßige Bewegung, ausreichender und erholsamer Schlaf und natürlich die Atmung.

Unser Immunsystem – ein Teamplayer

Die Geburtsstunde der Psychoneuroimmunologie (PNI) schlug, als der amerikanische Psychologe Robert Ader 1974 experimentell nachwies, dass das Immunsystem mit dem zentralen Nervensystem zusammenarbeiten und lernen kann. Richtig etablieren sollte sich die PNI als Forschungsdisziplin erst, nachdem im Labor nachgewiesen werden konnte, dass Gefühle biochemische Reaktionen im Körper auslösen. Es ist heute gängige Lehrmeinung, dass das Immunsystem ein wichtiger Teil eines Teams ist, das in unserem Körper zusammenarbeitet: Psyche, Gehirn und Immunsystem sind untrennbar miteinander verknüpft, kommunizieren miteinander und verfolgen ein gemeinsames Ziel, nämlich unseren Organismus zu schützen und gesund zu erhalten.

Von Anfang an richtete die Psychoneuroimmunologie ihren Fokus auf die Stressforschung. Dass Stress eine Gesundheitsgefahr darstellt, ist längst bekannt. Die Weltgesundheitsorganisation WHO bezeichnet chronischen Stress als eine der größten Gesundheitsgefahren des 21. Jahrhunderts.

Ein kurzzeitig erhöhter Stressspiegel versetzt unseren Körper in einen Zustand der Alarmbereitschaft: Das Herz pumpt schneller, Blut zirkuliert, und die Atmung wird hektischer. Das sind alles Vorgänge, die uns körperlich auf eine drohende Gefahr vorbereiten und eine natürliche, physiologische Reaktion darstellen, ohne die ein Überleben in der Welt der Jäger und Sammler schwer vorstellbar gewesen wäre.

Chronischer Stress macht krank

Stress ist ein Kurzzeit-Notfallprogramm und besitzt aus evolutionsbiologischer Sicht eine wichtige lebenserhaltende Funktion. Die Ausschüttung von Stresshormonen sorgt dafür, dass der Mensch innerhalb kürzester Zeit auf akute Gefahrensituationen vorbereitet ist, was in früheren Zeiten eine wesentliche Rolle für das Überleben spielte.

Die erste wissenschaftliche Annäherung an die Stressreaktionen stammt von dem Physiologen Walter Cannon (1871–1945). Er stellte die »Fight or Flight«-Theorie auf. Diese beruht darauf, dass unseren Vorfahren in der Regel zwei Möglichkeiten in Gefahrensituationen blieben: kämpfen oder fliehen – und um dies zu ermöglichen, reagierte der Körper mit Stress. Heute hat diese Reaktion in den seltensten Fällen noch lebensrettende Funktion, doch ihre Auswirkungen sind geblieben. Das wäre eigentlich kein Problem, wenn wir Stress immer noch durch Kampf oder Flucht abbauen würden. Doch das geschieht nicht. Überdies hält der Stress in unserer heutigen Zeit meist viel länger an.

Ein gesunder Organismus reguliert sich nach akutem Stress von selbst, ein überlasteter oder geschwächter kann dagegen aus dem Gleichgewicht geraten. So kann aus akutem Stress ein chronischer Stress werden, der sich negativ auf das Immunsystem auswirkt.

Das klassische Experiment, das die schädigende Wirkung des Stresshormons Cortisol auf die Immunabwehr bewies, unternahm 1991 Sheldon Cohen, Psychologe an der Carnegie Mellon University in Pittsburgh.

400 freiwillige gesunde Testpersonen, deren unterschiedliche Stressbelastung Cohen mit einem Fragebogen ermittelte, wurden anschließend unter Studienbedingungen mit einem Erkältungsvirus in Kontakt gebracht. Ergebnis: 90 Prozent der akut Hochgestressten (gegenüber 74 Prozent der Nichtgestressten) fingen sich den Schnupfen ein.

Das Experiment wurde später wiederholt und verfeinert. Dabei zeigte sich: Bei Versuchspersonen, die unter chronischem Stress litten, wie z.B. fortgesetzten Konflikten mit Arbeitskollegen oder Familienmitgliedern, wuchs die Wahrscheinlichkeit, dass die Immunabwehr versagte, um das Drei- bis Fünffache, während ein einzelnes Stressereignis im vorausgegangenen Jahr die Virenabwehr nicht beeinträchtigte.

Das heißt: Selbst ob wir uns mit einem Virus anstecken oder nicht, hängt von unserer emotionalen Verfassung ab. Personen mit einem positiven emotionalen Persönlichkeitsprofil erkrankten seltener und zeigten weniger Symptome. Auch dieses Wissen hilft uns, unsere Gesundheit zu schützen und das Immunsystem zu unterstützen. So können wir beispielsweise versuchen, positive Emotionen in unserem Leben zu stärken. Oder bestimmte Atemübungen können uns in einen Zustand der Ruhe und Gelassenheit versetzen, der sich wohltuend auf unser Leben auswirkt.

Wieso wirkt Atmung auf das Immunsystem?

Bei der Beantwortung dieser Frage helfen uns ebenfalls die zahlreichen Forschungsarbeiten und Erkenntnisse aus dem Fachgebiet der Psychoneuroimmunologie.

Jeder kennt den Leitspruch: »Bei Stress erst mal tief durchatmen.« Nur lässt sich feststellen, dass die meisten Menschen falsch atmen. Hektik und Stress im Alltag und Job führen dazu, dass wir oft zu hastig und zu flach atmen. Im Prinzip wird dabei aber nur verbrauchte Luft hin und her geschoben. Der Organismus wird somit ungenügend mit Sauerstoff versorgt, und dies kann mittel- und langfristig unter anderem den Zellstoffwechsel und insbesondere die Immunabwehr beeinträchtigen.

Im Ruhezustand atmet ein Erwachsener etwa 12–15-mal pro Minute. Bei körperlicher Bewegung beschleunigt sich die Atemfrequenz, da der Körper für die Ausdauer und Muskelleistung mehr Sauerstoff benötigt. Außerdem atmet ein Erwachsener im Ruhezustand etwa einen halben Liter Luft ein. Interessant ist, dass sich durch einen bewussten tiefen Atemzug das Volumen auf etwa 2,5 Liter erhöhen kann. Daher sind Entspannungsverfahren mit einer tiefen Atmung so wichtig: Bei regelmäßiger Anwendung verbessern sie nicht nur die allgemeine Gesundheit, sondern führen sogar zu 30 % weniger Infekten der oberen Luftwege und zu deutlich weniger Tumorerkrankungen.

Wie funktioniert unsere Atmung genau?

Klar ist, dass unser Organismus ständigen Nachschub an frischem Sauerstoff braucht. Dabei steuert das Atemzentrum in unserem Gehirn die Atmung durch die Lunge. Dies wird als »äußere Atmung« bezeichnet. Daran sind eine ganze Reihe von Muskeln wie z.B. das Zwerchfell und die Zwischenrippenmuskeln beteiligt. Beim Einatmen dehnen diese unseren Brustkorb und die Lunge, wodurch ein Unterdruck entsteht, der wiederum Luft in die Atemwege einströmen lässt. Beim Ausatmen entspannt sich die Atemmuskulatur, und die Lunge nimmt wieder ihre ursprüngliche Form an. Während der Atmung sorgen die etwa 300 Millionen Lungenbläschen (*Alveolen*) dafür, dass der in der Atemluft enthaltene Sauerstoff ins Blut übergehen kann.

Bei der sogenannten »inneren Atmung« oder Zellatmung geht der Sauerstoff vom Blut in die Zellen über und erzeugt bei der »Verbrennung« von Nährstoffen (Atmungskette) die benötigte Betriebsenergie für unsere sämtlichen Körperfunktionen. Die Orte der Energiegewinnung, die *Mitochondrien*, nennt man daher auch »Kraftwerke der Zellen«. Im Zuge der inneren Atmung entsteht u.a. Kohlendioxid, welches dann zur Lunge transportiert wird und im Anschluss unseren Körper im Rahmen der äußeren Atmung wieder verlässt.

Beim Atmen strömt die Luft über die Atemwege in den Körper. Der Eintritt kann über die Mundhöhle (Mundatmung) oder über die Nase (Nasenatmung) erfolgen. Die Route, die die Luft bis zur Lunge zurücklegt, bezeichnet man als Luft- und Atemwege. Dabei unterscheidet man zwischen oberen und unteren Atemwegen. Zu den oberen Atemwegen zählen unsere Nase, die Nasennebenhöhlen sowie der Rachen.

Atmet man durch die Nase, wird die Luft dort erwärmt, befeuchtet und grob gereinigt. Dazu ist der gesamte Raum der Nasenhöhle mit sensibler Schleimhaut ausgekleidet, die dicht mit winzigen Flimmerhärchen besetzt ist. Von der Nase aus strömt die Luft weiter in den Rachenraum. Dieser erstreckt sich von der Schädelbasis bis zum Beginn unserer Speiseröhre. Oberer Rachenraum und Mittelohr sind beidseitig durch die Ohrtrompete verbunden. Zwischen dem oberen und mittleren Rachenbereich liegt das Gaumensegel. Es sorgt dafür, dass beim Schlucken keine Nahrung in den Nasenrachenraum gelangen kann, kann aber auch durch flatternde Bewegungen während des Schlafens für das lästige Schnarchgeräusch verantwortlich sein.

Die nächste Etage der Atemluft ist der Kehlkopf. Hier beginnen die unteren Atemwege. Der Kehlkopf ist maßgeblich an der Stimmbildung beteiligt. Überdies verhindert er, dass beim Schlucken Nahrung in die Lunge gelangt.

Danach durchläuft die Atemluft unsere Luftröhre, die insgesamt etwa zehn bis fünfzehn Zentimeter lang ist und sich an ihrem Ende in die beiden Hauptbronchien gabelt. Vom linken Hauptbronchus zweigen sich zwei Lappenbronchien ab, die zu den zwei linken Lungenlappen führen. Rechts entstehen drei Lappenbronchien, die entsprechend die drei rechten Lungenlappen belüften. Die innere Oberfläche der Bronchien ist mit einer Schleimhaut ausgekleidet, auf der wiederum winzige

Flimmerhärchen sitzen. Diese transportieren durch rhythmische Bewegung Staubpartikel, Bakterien und andere Verunreinigungen in Richtung Luftröhre. Dieser Mechanismus dient der Selbstreinigung der Lunge. Überwinden Krankheitserreger diese erste Schutzbarriere, greift das Immunsystem mit weiteren Mechanismen ein.

Zuletzt erreicht die Luft die Lungenbläschen. Dort findet der eigentliche Gasaustausch statt. Ein dichtes Netz von kleinsten Blutgefäßen (Lungenkapillaren) führt der Lunge sauerstoffarmes Blut aus dem Körper zu und transportiert sauerstoffreiches Blut zurück in unseren Kreislauf.

Mund- oder Nasenatmung?

Das wichtigste »Lebensmittel«, welches wir für einen gesunden Körper benötigen, nehmen wir nicht wie vermutet durch den Mund zu uns, sondern durch die Nase. Es handelt sich dabei nicht um ein Vitamin oder einen Mineralstoff, nein, es ist der überlebenswichtige Sauerstoff. Viele von uns leben aber mit einem Mangel an Sauerstoff – und das nur, weil wir ungünstig atmen. Um herauszufinden, ob wir richtig atmen, müssen wir kontrollieren, ob wir durch die Nase oder den Mund atmen, denn nur die Nasenatmung versorgt uns mit einem Maximum an Sauerstoff. Die Mundatmung dagegen schadet uns. Warum ist das so?

Der Nasenrachenraum und die Nasennebenhöhlen sind dazu da, die Luft auf dem Weg zur Lunge vorzubereiten. Sie filtern die Luft, feuchten sie an und erwärmen sie. Zudem haben sie die Aufgabe, mit ihrem »Schleim«

Pollen und Bakterien, Viren und Pilze zu binden und mit dem Luftstrom aus dem Körper wieder hinauszubefördern. Sie sind also eine erste Barriere unseres Immunsystems gegen die ganzen potenziellen Krankheitserreger.

Außerdem unterstützt die Nasenatmung den Sauerstofffluss über ein Gas namens Stickstoffmonoxid (NO). Die Schlüsselrolle des Stickstoffmonoxids für den Körper und das Atmungssystem wurde gerade erst identifiziert. Stickstoffmonoxid wird in den Nasennebenhöhlen durch bestimmte Enzyme gebildet. Es ist klein, es ist extrem reaktionsfreudig, und es ist an der Regulation vieler physiologischer Abläufe beteiligt: Stickstoffmonoxid (NO) ist ein Gas, das von der einen Zelle produziert wird, durch die Membranen diffundiert und schließlich in einer anderen Zelle verschiedene Prozesse auslöst. Für ihre Entdeckung von »Stickstoffmonoxid als Signalmolekül im Herzkreislaufsystem« wurden Robert F. Furchgott, Louis J. Ignarro und Ferid Murad 1998 mit dem Nobelpreis für Medizin ausgezeichnet.

Wenn sich Stickstoffmonoxid auf dem Weg zu der Lunge mit der Atemluft vermischt, erhöht es die arterielle Sauerstoffsättigung und reduziert zudem den arteriellen Blutdruck. Außerdem hat das Stickstoffmonoxid große Bedeutung in den Körperzellen. Es beeinflusst die Blutplättchen-Funktion, das Immunsystem, den Zellstoffwechsel und das Nervensystem. Stickstoffmonoxid wird im Körper nicht gespeichert und hat nur eine kurze Halbwertszeit von wenigen Sekunden. Es wird auch an anderen Stellen im Körper produziert, doch am meisten tragen die kleinen Mengen bei, die auf dem Weg durch die Nase in die Lunge transportiert werden.

Mundatmung setzt dagegen kein Stickstoffmonoxid frei, und auch alle weiteren Vorteile der Nasenatmung entfallen. Im Gegenteil, es trifft kalte, ungefilterte, pollen- oder bakterienhaltige Luft direkt auf unser Abwehrsystem, das dann schnell überfordert sein kann. Hiermit beginnt ein Teufelskreis, denn die Nasenatmung fällt zunehmend schwerer. Ein menschlicher Überlebensmechanismus lässt uns nun vermehrt durch den Mund atmen, wenn die Nasenatmung behindert ist, denn der Körper braucht ja dringend Sauerstoff, koste es, was es wolle. Dies führt zu einer ansteigenden Herzfrequenz und zu einem insgesamt gesteigerten Sympathikus. Insofern bedeutet Mundatmung im Gegenteil zur Nasenatmung für uns Stress.

Die Zunge ist ein überraschend guter Indikator für die richtige Atmung. Eines der sichersten Anzeichen für Mundatmung ist eine tiefe Zungenlage. Die Zunge wird in einer niedrigen, unteren Position gehalten, um so den Platz zum Atmen zu erzeugen. Normalerweise sollte die Zunge hoch am Gaumen anliegen und so die Mundhöhle abdichten.

Im folgenden Teil erfahren Sie, wie Sie mit unterschiedlichen Atemmethoden und -übungen Ihre Atmung verbessern können, um auf diese Weise Ihr Immunsystem und Ihre Gesundheit zu stärken.

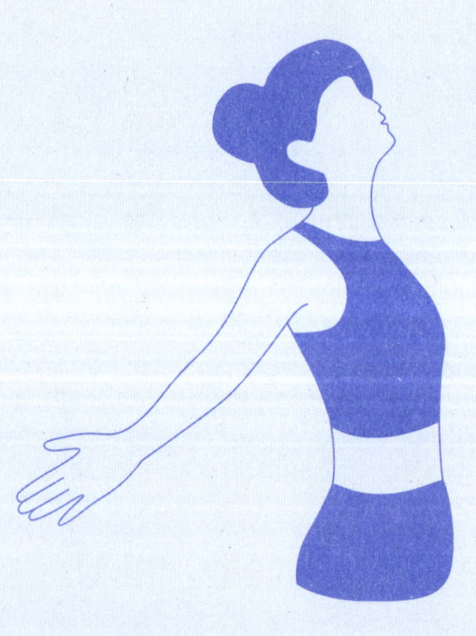

ATEMÜBUNGEN FÜR DEN ALLTAG

Testen Sie Ihre Atemtechnik – Schnelltest

Damit Sie sich einen schnellen Überblick über Ihre Atemgewohnheiten verschaffen können, empfehle ich Ihnen, diese kurz zu testen.

Schnelltest

Legen Sie Ihre Hand auf den Bauch.

Achten Sie darauf, ob sich die Bauchdecke beim Einatmen anhebt und beim Ausatmen wieder senkt. Das bedeutet Bauchatmung, und Sie atmen richtig.

Spüren Sie dabei kaum eine Veränderung, heißt das, Sie atmen in die Brust und nicht tief genug, also vermutlich falsch.

Im Laufe der Lektüre werden Sie vielerlei Methoden in Bezug auf die Atmung und verschiedene Atemübungen kennenlernen. Nach unserer langjährigen Erfahrung ist fast für jeden eine Methode dabei, die Freude macht und sich gut in den Alltag integrieren lässt.

Zunächst möchte ich Ihnen zwei wichtige Methoden vorstellen, die in Deutschland entwickelt und erforscht wurden. Diese werden von speziell geschulten Therapeuten angewendet und vermittelt.

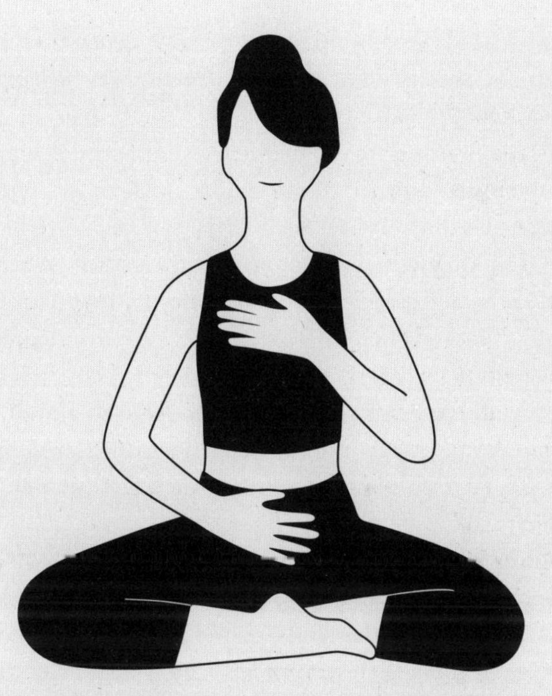

Psychotonik und Erfahrbarer Atem

Die Psychotonik nach Volkmar Glaser bezieht sich auf das Zusammenwirken von Psyche und Tonus (Muskelspannung), welches in besonderer Weise das Atemgeschehen beeinflusst. Die Atem- und Bewegungslehre Psychotonik wurde vom deutschen Arzt Prof. Dr. med. Volkmar Glaser (1912–1997) begründet. Ausgehend von der Erfahrung, dass sich seelische Veränderungen unmittelbar im Atemsystem niederschlagen, erforschte und zeigte Glaser die komplexen Zusammenhänge zwischen Psyche und Atemsystem auf und brachte sie in eine Systematik. Dabei treffen westliche Medizin und östliche Meridianlehre aufeinander und erforschen das Zusammenspiel von Befinden, Verhalten und Körperausdruck.

»Erfahrbarer Atem« ist eine von der Atemtherapeutin Ilse Middendorf begründete Atemlehre. Ilse Middendorf sprach davon, den Atem »zuzulassen«, und meinte damit: Ich lasse meinen Atem kommen, lasse ihn gehen und warte, bis er von selbst wiederkommt. Sie unterschied den Erfahrbaren Atem von Beginn an von Methoden, die den Atem willentlich verwenden oder ihn im Unbewussten belassen.

Im Erfahrbaren Atem steht die Entwicklung bestimmter Fähigkeiten im Vordergrund. Vor allem geht es dabei um die Entwicklung und Bewusstwerdung dessen, was wir Empfindungen nennen (die wir von Gefühlen unterscheiden), und nicht um die kognitive Bewusstwerdung. Empfindungen beruhen auf der wahrnehmenden Funktion des Nervensystems. Gefühle sind die Bewertungen dessen, was vorher empfunden wurde.

Mit der Erfahrung, den Atem kommen zu lassen, und zunehmendem Empfindungsbewusstsein wächst die Fähigkeit, sich zu sammeln und dem Atem – in Balance zwischen Hingabe und Achtsamkeit – immer mehr die Führung überlassen zu können.

Die Heilkraft des Atems

Der Atem ist wie keine andere Körperfunktion auf das Engste mit allen physischen und psychischen Vorgängen im Menschen vernetzt: mit der Sauerstoffversorgung der Körperzellen, dem Ausscheiden von Kohlendioxid und dem Energiestoffwechsel. Er ist mit beteiligt am Säure-Basen-Haushalt, überdies wirkt die Atembewegung auf die Muskulatur, die Bauchorgane, den Lymphkreislauf, das Herz und den Blutkreislauf ein.

In der *Formatio reticularis*, einem komplex vernetzten Zentrum in der Tiefe des Stammhirns, in dem auch das Atemzentrum eingebettet ist, strömen alle Informationen von allen Bereichen des Organismus zusammen, die im Körper bzw. im Gehirn entstehen. Atem und Bewusstsein sind also eng miteinander verbunden. Jeder kleinste Reiz, jede Erregung von außen oder von innen verändert die Art und Weise zu atmen, und das kann mit etwas Übung sehr differenziert erlebt und empfunden werden. Umgekehrt wirkt dieses geschärfte Empfindungsbewusstsein bis in die Tiefen der motorischen und vegetativen Steuerungsprozesse zurück und somit auch auf das Immunsystem.

Bergen Atemübungen Risiken?

Richtig erlernt und durchgeführt, bergen Atemtechniken so gut wie keine Risiken. Im Gegenteil – sie sollen das Atmen erleichtern und Luftnot verbessern. Bei Vorerkrankungen ist es aber ratsam, sich die Atemübungen einmal von einem Fachmann, zum Beispiel einem Physiotherapeuten oder ausgebildeten Yogalehrer, zeigen zu lassen, da sowohl eine extrem tiefe und schnelle als auch eine zu flache und langsame Atmung zu Problemen führen kann. Im Zweifelsfall sollte man vor Beginn mit einem Arzt darüber sprechen.

Darüber hinaus gibt es einige Kontraindikationen wie beispielsweise schwere psychische Störungen, Aneurysmen (krankhafte Erweiterung von großen Blutgefäßen) u. a. Auch bei niedrigem Blutdruck ist eine weitere Absenkung nicht wünschenswert. Bei einer akuten, schweren Erkrankung wie etwa einer Lungenentzündung sollten Sie mit der Durchführung atemtherapeutischer Übungen warten bzw. diese nur in Absprache mit Ihrem behandelnden Arzt durchführen.

Was Sie beachten müssen

Führen Sie Atemübungen in regelmäßigen Abständen durch und achten Sie besonders zu Beginn auf ausreichende Pausen.

Sollten Sie bei einer Übung Schmerzen, Schwindel, Krämpfe oder Unwohlsein bemerken, beenden Sie diese unverzüglich und suchen Sie einen Arzt auf.

Atem und Entspannung

»Wenn du aufgebracht bist, tue oder sage nichts.
Atme nur ein und aus, bis du ruhig genug bist.«
Thich Nhat Hanh

Atem und Entspannung sind eng miteinander verbunden. Atemübungen oder eine Atemtherapie sorgen unter anderem für eine »Entspannungsreaktion«, die eine wichtige Funktion für unsere Gesundheit hat.

Das Konzept der Entspannungsreaktion *(Relaxation Response)* wurde von dem amerikanischen Kardiologen Herbert Benson in die Medizin eingeführt. Er bezeichnet mit diesem Begriff die Fähigkeit des Menschen, sich physiologisch zu entspannen, das sympathische Nervensystem herunterzufahren und das parasympathische Nervensystem zu aktiveren. So ist die Entspannungsreaktion der physiologische Gegenspieler der Kampf- und Fluchtreaktion *(Fight or Flight Response)*.

Im Rahmen seiner Forschungen zur Wirkung von Meditation gewann Benson wichtige Erkenntnisse darüber, wie die sogenannte meditative Entspannungsreaktion wirkt: Auf körperlicher Ebene verändert sie langfristig die Biochemie des Körpers und bremst die negativen Wirkungen des Stresshormons Noradrenalin auf Blutdruck und Herzfrequenz. Im psychischen Bereich vermindert sie Angst, depressive Zustände und die Bereitschaft zu Ärger und Feindseligkeit.

Diese Entspannungsreaktion ist so tief in uns verankert, dass sie sehr einfach aktiviert werden kann, ohne dass ein Glaube daran notwendig wäre. Es genügt schon, sich wiederholt auf ein Wort, einen Satz oder auch auf einen Ton oder eine einfache Handlung zu konzentrieren. Diese Konzentration auf eine Aktivität, die stetig wiederholt wird, löst zuverlässig die Entspannungsreaktion aus. Probieren Sie es aus!

Die Entspannungsreaktion erlernen

Wählen Sie als geistigen Fokus ein Wort, einen Laut, ein Gebet, einen Satz oder auch eine Körperbewegung und wiederholen Sie diese etwa 10–20 Minuten lang.

Wenn währenddessen ablenkende Gedanken auftreten, bewerten Sie diese nicht. Schenken Sie den Gedanken keine Beachtung und lenken Sie die Aufmerksamkeit sanft, aber bestimmt und ohne jeden Zwang immer wieder auf den gewählten Fokus zurück.

Atementspannung mit der Benson-Methode

Benson entwickelte in diesem Zusammenhang eine unkomplizierte Technik bewusster Atmung, die jeder einfach für sich selbst durchführen kann.

Anleitung

A. Setzen Sie sich ruhig in einer bequemen Haltung hin.
B. Schließen Sie die Augen.
C. Entspannen Sie all Ihre Muskeln; fangen Sie bei Ihren Füßen an und fahren Sie bis zum Gesicht fort. Halten Sie Ihre Muskeln entspannt.

D. Atmen Sie durch die Nase und machen Sie sich Ihren Atem bewusst. Wenn Sie ausatmen, sagen Sie das Wort »eins« (im Original »one«) still zu sich selbst (d. h., Sie denken es nur). Also einatmen – ausatmen und dabei »eins« denken, einatmen – ausatmen und dabei »eins« denken, etc. Atmen Sie leicht und natürlich. Sie können sich auch selbst ein Mantra aussuchen – am besten einen beruhigenden, fließenden Klang ohne Bedeutung, damit nicht unnötige Denkprozesse angestoßen werden.

E. Führen Sie dies für 10–20 Minuten fort. Sie dürfen Ihre Augen öffnen, um auf die Uhr zu sehen, aber verwenden Sie nach Möglichkeit keinen Timer oder Wecker. Wenn Sie fertig sind, bleiben Sie noch ein paar Minuten sitzen, erst mit geschlossenen, dann mit geöffneten Augen.

F. Denken Sie nicht weiter darüber nach, ob Sie erfolgreich darin waren, einen tiefen Entspannungszustand zu erreichen. Nehmen Sie eine passive Haltung ein und lassen Sie die Entspannung in ihrem eigenen Tempo entstehen. Wenn ablenkende Gedanken aufkommen, versuchen Sie, diese freundlich, aber bestimmt beiseitezuschieben, und kehren Sie immer wieder zu Ihrem »eins« (oder dem von Ihnen gewählten Mantra) zurück.

Übrigens werden am Benson-Mind-Body-Institute sogenannte Biodots® als Echtzeit-Biofeedback eingesetzt, um negative Stresswirkungen und die Effizienz von Entspannungsübungen zu erkennen und weiter zu optimieren. Biodots® sind kleine selbstklebende Sensoren, an denen man indirekt über die Hauttemperatur und mithilfe einer Biodot®-Farbskala das eigene Stresslevel bzw. den aktuellen Entspannungszustand ablesen kann.*

---

* http://www.relaxationresponse.org/steps/ (aufgerufen am 12.08.2020)

Wie Atemübungen wirken

Atemübungen oder auch eine Atemtherapie wirken wie eine Massage und eine Sauerstoffdusche von innen und haben viele positive Effekte:

1. *Die Zellen werden besser mit Sauerstoff versorgt und können besser arbeiten.*

2. *Die Lymphflüssigkeit wird durch die Atembewegungen bewegt.*

3. *Der Blutdruck kann sinken.*

4. *Der Stoffwechsel wird angeregt.*

5. *Das vegetative Nervensystem wird reguliert.*

Wer atmen übt, kann Stresskrankheiten vorbeugen und das Immunsystem stärken. Man lernt, den eigenen Atemrhythmus zu lenken und die Atemräume in seinem Körper zu spüren. Mit gezielten Atemübungen kann man den Körper entspannen und die Stimmung verbessern.

Atemübungen fördern aber nicht nur das Wohlbefinden, sondern auch Konzentration und Aufmerksamkeit. Denn das Atemzentrum liegt, wie schon erwähnt, im Hirnstamm und ist eng mit einem Netz von Nervenzellen verknüpft *(Formatio reticularis)*, das unter anderem das Schlafen und Wachen und die Aufmerksamkeit reguliert. Wer bewusst atmet, sammelt seine Gedanken, kann sich besser konzentrieren und verschwendet weniger Energie mit fortwährenden Gedankenschleifen.

Die bewusste Atmung ist auch seit mehr als 3000 Jahren ein zentraler Baustein der Gesundheitslehren aus dem Fernen Osten. Im Yoga werden Atemübungen als *Pranayama* bezeichnet. Dabei wird durch die Nase geatmet, mit Betonung des Ausatmens. Das Ausatmen soll doppelt so lange dauern wie das Einatmen. Dieser Rhythmus soll den Atem fließen lassen und für Leichtigkeit in den Bewegungen, Klarheit der Gedanken und Ruhe im Alltag sorgen.

Bei Tests an Mäusen und Ratten, deren natürliche Atmung genau wie beim Menschen die Nasenatmung ist, konnten Forscher des Instituts für Physiologie und Pathophysiologie der Medizinischen Fakultät der Universität Heidelberg sehen, dass die Nasenatmung einen elektrischen Hirnrhythmus an den schnellen Hirnwellen, die auch als *Gamma-Oszillationen* bezeichnet werden, entstehen lässt. Diese speziellen Hirnwellen wiederum haben Einfluss auf Aufmerksamkeits- und Gedächtnisprozesse. Sollten sich die Ergebnisse der Forscher auch auf den Menschen übertragen lassen, dann könnte der Effekt von Atem-, Entspannungs- und Meditationstechniken noch besser wissenschaftlich erklärt und erforscht werden.

»Es ist sehr einfach, das Leben zu verpassen,
weil wir so in unseren Köpfen gefangen sind.«
Jon Kabat-Zinn

Jeder von uns kann seine Lunge und sein Immunsystem durch ganz einfache Atemübungen stärken. Die Wirksamkeit solcher Übungen ist wissenschaftlich nachgewiesen, selbst bei schweren Erkrankungen. So hat sich z.B. gezeigt, dass Lungentumor-Patienten, die vor ihrer Operation eine Atemtherapie machen, einen schnelleren Heilungsverlauf haben als Patienten ohne Atemtherapie.

Neben Atemübungen sind 30 Minuten Sport pro Tag ideal, wobei sich Liegestützen als besonders gut für die Atemmuskulatur erweisen, und schon 150 Minuten Sport pro Woche stärken das Immunsystem nachhaltig.

Richtig atmen lernen

Ein regelmäßiges Training der Atmung – ein- oder zweimal am Tag für mindestens elf Minuten oder auch länger – stimuliert die inneren Organe, verbessert die Durchblutung und den Zellstoffwechsel und stärkt das Immunsystem.

Die Atmung wird durch das vegetative Nervensystem gesteuert und funktioniert ganz automatisch, wenn wir uns nicht darauf konzentrieren. Und das ist gut so, denn die Atmung ist lebensnotwendig – ohne Atem kein Leben. Zugleich verfügt die Atmung über eine Besonderheit: Im Gegensatz zu allen anderen Funktionen des vegetativen Nervensystems können wir sie bewusst steuern und sie noch besser nutzen, um unsere Gesundheit zu pflegen.

Ich möchte Ihnen nun einige Atemübungen vorstellen und Tipps geben, wie Sie mit der richtigen Atmung für ein starkes Immunsystem sorgen.

»4711«

Eine einfache Regel für richtiges Atmen wird »4711« genannt (empfohlen von Thomas Loew, Professor für Psychosomatik und Psychotherapie an der Universität Regensburg):

4 Sekunden einatmen.
7 Sekunden ausatmen.
11 Minuten dieses Prinzip durchhalten, um die tiefe Atmung zu trainieren.

Bei dieser Technik des »entschleunigten« Atmens wird deutlich spürbar, wie sich die Bauchdecke hebt und senkt.

Sie können diese Übung im Stehen ausführen oder auch im Sitzen. Damit sie ihre volle Wirkung entfalten kann, sollte sie täglich praktiziert werden wie Zähneputzen.

Die Lippenbremse

Diese Atemübung wird auch bei verschiedenen Lungenerkrankungen eingesetzt und ist sehr effektiv. Dabei wird die Luft durch die Nase eingeatmet und durch den gespitzten, leicht geöffneten Mund langsam und kontrolliert wieder ausgeatmet. Die Luft wird in »sss«- oder »pff«-Lauten ausgeatmet. Durch diese Methode bleiben die Atemwege weit, die Lunge wird weitestgehend entleert und kann mit neuer, sauerstoffreicher Luft versorgt werden. Diese Grundtechnik soll für alle folgenden Übungen verwendet werden.

Es folgt nun eine Übungssequenz, die Sie nacheinander machen können, aber auch einzeln – je nach Zeit, Lust und Gesundheitszustand. Seien Sie nicht zu ehrgeizig und überfordern Sie sich nicht. Starten Sie am besten im Liegen.

Die Brustatmung spüren

Legen Sie beide Hände flach auf die Brust. In der Einatmung hebt sich der Brustkorb gegen die flach aufgelegten Hände. Bei der Ausatmung senkt sich der Brustkorb wieder. Wiederholen Sie die Brustatmung 7- bis 10-mal.

Die Flankenatmung spüren

Legen Sie beide Hände flach auf die Hüftknochen und schieben Sie sie langsam in Richtung Achseln nach oben bis zum Rippenbogen. Verweilen Sie in dieser Haltung und atmen Sie nun tief ein und aus. Erspüren Sie dabei mit den Fingern bewusst die Bewegung der Rippen. Die Rippenzwischenräume weiten sich auf, und die Atemfähigkeit verbessert sich. Wiederholen Sie die Flankenatmung 7- bis 10-mal.

Die Zwerchfellatmung (Bauchatmung) spüren

Legen Sie beide Hände flach auf den Bauch, etwas unterhalb des Bauchnabels. Während der Einatmung wird der Bauch gegen beide Hände gedrückt. Schieben Sie dabei den Bauch weit nach vorne heraus. In der Ausatmung ziehen Sie Ihren Bauch aktiv ein, üben Sie dabei aber keinen Druck mit den Händen aus. Die Hände dienen lediglich zum Erspüren der Atemrichtung. Wiederholen Sie die Zwerchfellatmung 7- bis 10-mal.

Sie können sich auch ein schweres Buch auf den Bauch legen und versuchen, gegen das Gewicht anzuatmen und die Atmung dadurch in den Bauch zu lenken.

Falls Sie mehrere Übungen hintereinander im Sitzen oder Stehen durchführen, dann machen Sie nach jeder Übung eine kurze Pause und erholen Sie sich in einer Position, die man den »Kutschersitz« nennt.

Der Kutschersitz

Diese Übung geht zurück auf die Droschkenkutscher, die nach getaner Arbeit oft auf dem Kutschbock zusammensackten und schliefen. Die Pferde liefen dann allein nach Hause, weil sie den Weg kannten.

Für die Übung nehmen Sie sich einen Stuhl und setzen sich aufrecht auf den vorderen Teil der Sitzfläche. Dann lassen Sie sich langsam zusammensacken. Die Unterarme ruhen dabei auf den Oberschenkeln, und die Hände hängen locker herunter. Der Rücken befindet sich in der Position eines Katzenbuckels, also leicht gerundet und nicht verkrampft. Der Brustkorb wird vom Gewicht der Schultern entlastet. Außerdem können Muskeln, die normalerweise die Arme an den Körper heranführen, in Haltungen wie dieser helfen, den Brustkorb zu weiten. Dadurch wird ein freieres Durchatmen möglich.

Bleiben Sie so lange in dieser Haltung, wie es Ihnen guttut. Dann setzen Sie sich wieder auf.

Die Zwerchfellatmung im Sitzen

Wenn Sie wissen, wie es sich anfühlt, tief in den Bauch zu atmen (und wirklich erst dann!), können Sie die gleiche Übung im Sitzen machen. Setzen Sie sich aufrecht hin und atmen Sie tief ein und aus. Auch im Sitzen müssen Sie dabei spüren, wie sich der Bauch beim Einatmen wölbt und beim Ausatmen wieder flacher wird. Legen Sie dazu eine Hand in die Nabelgegend. Spüren Sie Ihrem Atem nach und prägen Sie sich auch im Sitzen ein, wie sich die Bauchatmung anfühlt.

Die Zwerchfellatmung in anderen Positionen

Im nächsten Schritt können Sie beginnen, auch im Stehen, Gehen, in Seitenlage oder jeder anderen Position auf Ihre Zwerchfellatmung zu achten. Halten Sie mehrfach am Tag kurz inne, um Ihre Atmung zu überprüfen. Je häufiger Sie üben, umso schneller wird die Zwerchfellatmung zu einer ganz selbstverständlichen Routine.

Kleine Übungen für den Alltag

In unserem stressigen Alltag bedienen wir uns viel zu oft einer schnellen und flachen Brustatmung, die absolut nicht den physiologischen Bedürfnissen unseres Körpers entspricht. Langes Sitzen in angespannter Körperhaltung und enge Kleidung verhindern die tiefen Atemzüge, die für unsere Gesundheit so notwendig sind. Daher ist es umso wichtiger, alle möglichen Gelegenheiten zu nutzen, um unserer Atmung wieder Aufmerksamkeit zu schenken. Hier kommen einige Anregungen. Auch das Miniprogramm »Atmen« im letzten Kapitel des Buchs eignet sich sehr gut für den Alltag.

Lockern und entspannen

Für die folgenden Übungen setzen Sie sich aufrecht auf das vordere Drittel eines Stuhls. Beide Beine stehen parallel nebeneinander. Die Knie haben etwa eine Faustbreite Abstand.

Übung 1

Lassen Sie die Arme seitlich am Körper herunterhängen. Machen Sie mit den Händen beim Einatmen eine Faust und öffnen Sie diese wieder bei der Ausatmung. Wiederholen Sie dies 20- bis 25-mal.

Fahren Sie fort, aber lassen Sie die Hände nun geöffnet, die Handflächen zeigen nach hinten. Während der Einatmung drehen Sie die Handflächen nach vorne, bei der Ausatmung nach hinten. Wiederholen Sie dies 10-mal.

Als Nächstes breiten Sie die Arme seitlich wie Flügel auf Schulterhöhe aus. Die Handflächen zeigen anfangs nach unten. Während der bewussten Ein-

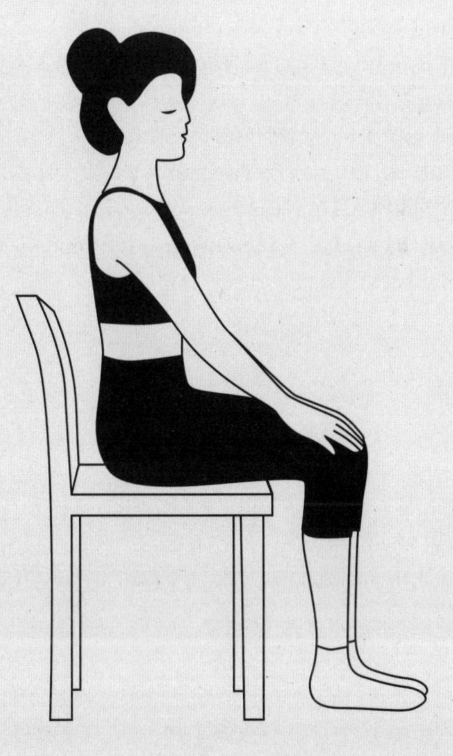

atmung drehen Sie die Handflächen nach oben. In der Ausatmung drehen Sie die Handflächen wieder nach unten. Wiederholen Sie dies 7- bis 10-mal.

Übung 2

Zur Lockerung des Schultergürtels kreisen Sie mit beiden Schultern nach hinten. Dabei hängen beide Arme seitlich am Körper herab. Wiederholen Sie das Schulterkreisen 7- bis 10-mal.

Übung 3

Stellen Sie jetzt die Beine schulterbreit auseinander. Heben Sie beide Hände in Richtung Zimmerdecke und strecken Sie die Arme wechselseitig, als ob Sie Äpfel pflücken möchten. Öffnen und schließen Sie die Hände bei der jeweiligen Streckbewegung. Wiederholen Sie die Übung 15- bis 20-mal.

Übung 4

Diese Übung besteht aus seitlichem Armschwingen. Dazu hängen die Arme locker neben dem Körper und werden dann wechselseitig gestreckt und schwungvoll nach vorne und hinten bewegt.
Wiederholen Sie die Übung für jeden Arm 20- bis 30-mal.

Singen

Laut zu singen stärkt ebenfalls Lunge und Atemmuskulatur. Besonders nach dem Atemtraining sorgt lautes Singen nochmals dafür, dass sich die Lungenbläschen öffnen. Dadurch wird die Lunge besser belüftet, und dies wiederum macht es Viren und Bakterien schwerer, Infektionen auszulösen. Ebenso zu empfehlen ist das Spielen eines Blasinstruments.

Tiefe Seufzer-Atmung

Lautes, tiefes Seufzen führt zu einer automatisch tiefen und damit korrekten Atmung. Daher sollten Sie 3-mal pro Stunde tief seufzen, um die Belüftung der Lunge zu optimieren.

Wattebausch-Puste-Wettkampf

Der Wattebausch-Puste-Wettkampf ist besonders bei Kindern beliebt. Es gibt zwei Varianten: Bei der ersten Variante werden einfach mit einem Strohhalm zwei Wattebäusche über den Tisch geblasen. Bei der zweiten Variante setzen sich zwei Kinder gegenüber und pusten durch ihre Strohhalme einen Wattebausch in die Richtung des anderen. Wer es schafft, die Watte – wie beim Fußball – ins Tor des anderen zu blasen, hat gewonnen.

Gesundheitsbewusst leben

Unser Immunsystem stärken wir auch, indem wir gesundheitsbewusst leben. Dazu gehören: nicht (mehr) rauchen, keinen Alkohol trinken, sich gesund ernähren, täglich eine Stunde ans Tageslicht gehen und mindestens 7,5 Stunden schlafen. Wichtig ist auch, dass wir ausreichend trinken. Gesunde Menschen sollten ca. 2,5 Liter Flüssigkeit, am besten Wasser, pro Tag zu sich nehmen.

Atem und Gefühle

»Nicht die Momente, in denen wir
achtlos vor uns hin atmen, sind die schönsten,
sondern meist die, die einem den Atem rauben.«
Thomas Rampp

Während seelische Beschwerden das Immunsystem schwächen, kann eine optimistische Lebenseinstellung die Abwehrkräfte ankurbeln und helfen, Krankheiten zu verhindern. Das mit Zuversicht verbundene psychische Wohlgefühl aktiviert den Stoffwechsel, Glückshormone im Blut nehmen zu, und Stresshormone werden abgebaut. Gute Laune und eine positive Stimmung sind erlernbar. Hilfreich sind beispielsweise Spaziergänge in der Natur, die den Stresshormonspiegel und den Blutdruck senken und das Selbstwertgefühl steigen lassen. An der frischen Luft können Sie sich erholen und entspannen. Ihr Geist wird erfrischt und Ihre Konzentrationsfähigkeit angekurbelt.

Aber auch mit Ihrer Atmung können Sie Ihre Laune beeinflussen. Langsames, entspanntes Atmen verbessert die Stimmung, während hektisches, flaches Atmen Ängste und Niedergeschlagenheit fördert. Die folgende Übung bringt gute Laune und lässt sich fast immer und überall durchführen.

Gute-Laune-Atmen

Setzen Sie sich aufrecht und mit geradem Rücken hin.
Konzentrieren Sie sich zunächst für vier bis fünf Minuten ausschließlich auf Ihren Atem.
Atmen Sie locker ein und aus.
Atmen Sie etwas tiefer als normal und achten Sie darauf, nicht zu verkrampfen.
Stellen Sie sich beim Einatmen vor, dass frische Energie Ihren Körper durchströmt.
Beim Ausatmen stellen Sie sich vor, wie alles, was Sie bedrückt und ärgert, Ihren Körper mit dem Atem verlässt.
Tauchen andere Gedanken auf, kommen Sie mit Ihrem Denken und Fühlen wieder zurück zu Ihrer Atmung.

Bereits nach wenigen Minuten dürfte Ihre Laune besser sein als vor der Atemübung. Unterstützen kann man den Effekt zusätzlich durch eine Duftlampe mit ätherischen Ölen. Gegen Stress helfen beispielsweise Lavendel, Sandelholz, Weihrauch, Mandarine, Grapefruit, Ylang-Ylang oder Geranie, während sich Ärger mit Orange, Rose, Bergamotte und Jasmin vertreiben lässt.

Die Nase als Beruhigungsmittel

Die sogenannte Wechselatmung stabilisiert die Emotionen. Hillary Clinton hat ein Buch über ihre Wahlniederlage geschrieben. Darin erwähnt sie unter anderem, dass ihr die Nasenwechselatmung ganz besonders geholfen habe. »Durch ein Nasenloch einatmen, Luft anhalten, durch das andere Nasenloch tief ausatmen, und das immer so weiter und weiter«, demonstrierte die Ex-Präsidentschaftskandidatin im Nachrichtensender CNN den staunenden Journalisten. Die »Nasenwechselatmung« habe ihr sehr geholfen, mit der Enttäuschung klarzukommen, so Clinton.

Im Kapitel »Stressbewältigung durch Atementspannung mit Pranayama« wird die Wechselatmung im Detail beschrieben, aber schon die einfache Übung, wie Hillary Clinton sie beschrieben hat, kann im Alltag für Entspannung sorgen.

Der Atem – die Brücke zwischen Körper und Geist

»Es ist ein großer Fehler zu denken, dass ein Mensch immer gleich ist. Ein Mensch ist nie lange derselbe. Er verändert sich ständig. Nicht einmal für eine halbe Stunde bleibt er derselbe.«
G. I. Gurdjieff

Wir alle wissen, dass wir nur leben, solange wir atmen. Atmen wir nicht mehr, endet nach kurzer Zeit unser Leben. Nichts symbolisiert das Lebendige so sehr wie das Atmen, und dennoch betrachten wir den Atem allzu oft als das Selbstverständlichste der Welt.

Darüber hinaus kommen wir, ohne es bewusst wahrzunehmen, in unserer schnelllebigen Zeit viel zu häufig »außer Atem«. Wir atmen zu flach nur in den oberen Teil unserer Lunge. Dies führt auf Dauer zu schlechtem Schlaf, Konzentrationsstörungen, Erschöpfung und letztendlich zu einer Schwächung des Immunsystems. Dabei ist es genau unser Atem, der uns in aufregenden Zeiten hilft, uns zu beruhigen und uns zu regenerieren. Es ist der Atem, der die Brücke zwischen dem Geist und dem Körper schlägt.

Deshalb ist es sinnvoll, bewusster auf die Atmung zu achten und kleine Atemübungen in den Alltag zu integrieren. Dies wird deutlich positive Auswirkungen auf unsere Gesundheit und unser Wohlbefinden haben. Bei den folgenden Übungen verbinden wir den Atem mit der Aufmerksamkeit.

Zählen der Atemzüge

Eine sehr einfache und effektive Atemübung ist das Zählen der Atemzüge. Sitzen Sie in einer angenehmen Position, auf einem Kissen oder Stuhl, sodass die Wirbelsäule aufrecht ist. Zählen Sie mit der Atmung »eins«, mit der Ausatmung »zwei«, mit der nächsten Einatmung »drei« und so weiter, bis Sie bei »zehn« angekommen sind. Dann zählen Sie von zehn bis eins zurück. Wenn Sie sich verzählt haben oder von Gedanken abgelenkt wurden, beginnen Sie einfach von vorne.

Bewusstes Öffnen einer Türe

Wann immer Sie eine Türklinke berühren, um die Türe zu öffnen (und niemand von hinten drängelt), nehmen Sie ganz bewusst drei tiefe Atemzüge, bevor Sie die Türe öffnen und den Raum betreten. Ganz besonders hilfreich ist diese Übung vor einem wichtigen Meeting oder Gespräch.

Atmung mit Wortwiederholung

Atmen Sie durch die Nase ein und dann langsam und konzentriert wieder aus, ebenfalls durch die Nase. Beim Ausatmen sprechen Sie in Gedanken langsam ein zweisilbiges Wort, zum Beispiel »Ruhe«. Wiederholen Sie das, sooft Sie wollen. Diese Übung beruhigt den Atem und entspannt.

Aktives Musikhören

Wählen Sie Musik, die entspannend und beruhigend wirkt. Stellen Sie diese auf »wiederholen«. Sitzen oder liegen Sie in einer entspannten Haltung. Beginnen Sie, zur Musik zu atmen. Ruhige, tiefe, gleichmäßige Atemzüge. Lenken Sie die Aufmerksamkeit auf die Bewegung in Ihrem Oberkörper, die von der Atmung ausgelöst wird. Spüren Sie, wie sich der Körper nach und nach entspannt und erholt.

Stressbewältigung durch Atementspannung mit Pranayama

»Der Atem ist der König des Geistes.«
B. K. S. Iyengar

Im indischen Yoga haben Atemübungen einen wichtigen Stellenwert. Sie werden dort *Pranayama* genannt. Das Wort setzt sich zusammen aus *Prana* (»Lebensenergie«) und *Ayama* (»kontrollieren«).

Ein Charakteristikum dieser Übungen ist das lange Ausatmen, was zu einer Beruhigung des Nervensystems führt. Dadurch können beispielsweise Stress abgebaut, Schlafstörungen gelindert und das Immunsystem gestärkt werden. Über diesen vertieften Atem können wir unangenehme Emotionen besser loslassen und zu innerer Fokussierung finden. Darüber hinaus werden durch die Atemübungen die Zellen intensiver mit Sauerstoff versorgt, wodurch sich der gesamte Organismus besser regenerieren kann.

Im Folgenden möchte ich Ihnen einige Übungen des Pranayama vorstellen.

Einstiegsübung

Atmen Sie 4 Sekunden durch die Nase ein und dann 4 Sekunden durch die Nase aus. Wiederholen Sie diese Atmung 5-mal.
Atmen Sie 4 Sekunden durch die Nase ein und 6 Sekunden durch die Nase aus. Wiederholen Sie diese Atmung 5-mal.

Atmen Sie 4 Sekunden durch die Nase ein und 8 Sekunden durch die Nase aus. Wiederholen Sie diese Atmung 5-mal.

Die 4-7-8-Methode

Atmen Sie zum Start durch den Mund aus.
Dann atmen Sie durch die Nase ein, während Sie im Kopf bis 4 zählen.
Halten Sie anschließend die Luft an und zählen Sie bis 7.
Dann zählen Sie bis 8 und atmen dabei durch den Mund oder die Nase vollständig aus.
Den Dreierrhythmus wiederholen Sie 4-mal.

Zweimal täglich durchgeführt, führt diese Übung zu einer raschen Entspannungsantwort des Körpers. Der wichtigste Teil der Übung ist das Anhalten des Atems, dabei füllt Sauerstoff die Lunge und zirkuliert dann durch den Körper. Infolge der 4-7-8-Atmung enspannt der gesamte Organismus. Gleichzeitig wird die Konzentrationsfähigkeit durch die bessere Sauerstoffaufnahme verbessert.

Wechselatmen für emotionales Gleichgewicht

Die Wechselatmung (*Anuloma Viloma*) gilt als eine Reinigungsübung. Man übt sie in einer angenehmen Sitzhaltung, kreuzbeinig (im Schneidersitz), kniend oder auf einem Stuhl sitzend.

Setzen Sie sich gerade hin, schließen Sie Ihre Augen.
Heben Sie die rechte Hand. Schließen Sie mit dem rechten Daumen das rechte Nasenloch. Atmen Sie durch das linke Nasenloch 4 Sekunden lang ein. Dabei geht der Bauch nach vorne. Füllen Sie die Lunge zu etwa 75 %.
Schließen Sie nun beide Nasenlöcher mit Daumen und Ringfinger und halten Sie die Luft 4 Sekunden lang an.
Öffnen Sie das rechte Nasenloch und atmen Sie durch das rechte Nasenloch 8 Sekunden lang aus. Leeren Sie die Lunge dabei (fast) vollständig.
Halten Sie das linke Nasenloch geschlossen und atmen Sie durch das rechte Nasenloch 4 Sekunden lang ein.
Schließen Sie beide Nasenlöcher und halten Sie die Luft 4 Sekunden lang an.
Öffnen Sie das linke Nasenloch und atmen Sie 8 Sekunden lang durch das linke Nasenloch aus.
Beginnen Sie nun wieder von vorne.
Üben Sie mindestens 3 bis 8 Runden. Je nach Befinden können Sie die Übung bis zu 30 Minuten lang praktizieren.
Beginnen Sie mit einem Verhältnis Einatmen: Anhalten: Ausatmen von 4:4:8. Dieses kann später mit zunehmender Erfahrung und Übung langsam auf 4:8:8, dann auf 4:12:8 und schließlich auf 4:16:8 gesteigert werden.

Der Yogalehre zufolge bereitet die Wechselatmung den Geist auf die Meditation vor.

MBSR – Stressreduktion durch Achtsamkeit

MBSR steht für *Mindfulness-Based Stress Reduction.* Auf Deutsch wird MBSR oft mit »Stressreduktion durch Achtsamkeit« übersetzt. MBSR ist ein achtwöchiges Achtsamkeitsprogramm, bei welchem Achtsamkeit (*mindfulness*) systematisch trainiert wird.

Diese Methode wurde 1979 von Prof. Dr. Jon Kabat-Zinn an der Stressreduktionsklinik der Universität von Massachusetts (USA) entwickelt und wird heute weltweit eingesetzt. Ursprünglich für den Gesundheitssektor konzipiert, wird das MBSR-Programm darüber hinaus heute in vielen beruflichen und privaten Kontexten angewandt. MBSR gilt dabei als das Grundprogramm, von welchem andere achtsamkeitsbasierende Methoden abgeleitet wurden.

»Du kannst die Wellen nicht stoppen,
aber du kannst lernen zu surfen.«
Jon Kabat-Zinn

Ziel der MBSR-Methode ist es, die eigenen Ressourcen zu entdecken und besser mit körperlichem und emotionalem Stress umgehen zu lernen. Die MBSR-Teilnehmer finden mehr innere Ruhe und Klarheit, auch wenn die äußeren Umstände herausfordernd sind.

MBSR ist die weltweit am häufigsten erforschte Technik im Zusammenhang mit Achtsamkeit. Wissenschaftlich belegt sind folgende Effekte:

1. *Stärkung des Immunsystems*

2. *Verminderung von Ängsten und depressiven Verstimmungen*

3. *Reduktion des Schmerzempfindens*

4. *effektivere Bewältigung von Stresssituationen*

5. *bessere Entspannungsfähigkeit*

6. *mehr Lebensfreude*

Achtsamkeit kann als nicht-wertendes Wahrnehmen des jetzigen Augenblicks bezeichnet werden. Es handelt sich dabei nicht um ein abstraktes Konzept, sondern um einen Geisteszustand, den wir trainieren können. Das Üben der Achtsamkeit ist förderlich für Menschen aller Altersgruppen und Bildungsniveaus. Ziel ist das Verständnis und die Schulung des eigenen Geistes (Geist im Sinne von Urheber des Denkens, wie im Englischen *mind*).

Normalerweise ist unser Leben auf Automatik geschaltet. Wir machen vieles, ohne wirklich innerlich dabei zu sein. Mit der Praxis der Achtsamkeit kann es uns gelingen, aus diesem Automatismus förmlich aufzuwachen und möglichst jeden Moment des Lebens mit allen Gedanken, Emotionen und Körperempfindungen bewusst wahrzunehmen.

Achtsamkeit hilft auch dabei, eine neue Einstellung zu schwierigen Lebensumständen zu entwickeln. Diese wiederum fördert langfristig Konzentration, Wohlbefinden, Gesundheit und Glück.

Das Gute ist, dass Achtsamkeit gar nicht erst erworben werden muss, denn sie ist schon Teil eines jeden Menschen. Man kann Achtsamkeit auch mit einem Muskel vergleichen, welcher von Geburt an vorhanden ist, der aber selten oder nie trainiert wurde.

Ihre Grundlage hat die Besinnung auf die Achtsamkeit in jahrhundertealten buddhistischen Meditationstechniken. In den 1970er-Jahren passte Prof. Dr. Jon Kabat-Zinn, der an der Universitätsklinik von Massachusetts tätig war, diese Meditationstechniken für die westliche Welt an und entwickelte MBSR als eine Methode für alle Menschen, die aktiv an der Verbesserung ihrer aktuellen Situation arbeiten möchten.

Im Laufe der Zeit erbrachten zahlreiche Forschungen in diesem Zusammenhang interessante Erkenntnisse über die Zusammenhänge zwischen unserem Körper und unseren geistigen Aktivitäten. So können wir heute Achtsamkeit trainieren und meditieren, ganz frei von religiöser Anhaftung oder esoterischem Beigeschmack. Achtsamkeit ist keine Religion. Menschen aller Glaubensrichtungen wie auch Agnostiker können an den Kursen teilnehmen und von Achtsamkeit profitieren. Die Vermittlung ist weltanschaulich völlig unabhängig.

Inwieweit Achtsamkeitsmethoden unser Leben und unsere Gesundheit verändern und verbessern können, hängt von unserer Motivation ab und der Zeit, die wir investieren. Je mehr wir die Achtsamkeitsübungen in unser tägliches Leben integrieren, desto intensiver werden sich auch die positiven Wirkungen zeigen. Schlussendlich ist Achtsamkeit keine bloße Technik, sondern eher eine innere Haltung, die es uns ermöglicht, im eigenen Leben präsenter zu sein und dieses bewusster zu leben. Der Atem spielt dabei eine gewichtige Rolle.

»Achtsamkeit ist von Augenblick zu Augenblick
gegenwärtiges, nicht urteilendes Gewahrsein,
kultiviert dadurch, dass wir aufmerksam sind.
Achtsamkeit entspringt dem Leben ganz natürlich.
Sie kann durch Praxis gefestigt werden.
Diese Praxis wird manchmal Meditation genannt.«
Jon Kabat-Zinn

Achtsamkeitstraining besteht aus verschiedenen Übungen zur mentalen Präsenz, Selbsterkenntnis und Körperwahrnehmung. Ziel ist es, immer mehr im Hier und Jetzt zu leben.

Eine der wichtigsten Übungen, um mehr Achtsamkeit ins Leben zu bringen, aber auch um Achtsamkeit zu lernen und zu üben, ist die Konzentration auf den Atem. Ähnlich wie bei einigen Meditationsformen wird auch hier der Atem als Beobachtungsobjekt genutzt. Zunächst klingt es recht einfach, sich nur auf seinen Atem zu konzentrieren. Tatsächlich ist es aber eine große Herausforderung. Doch mit zunehmender Übung gelingt es, die Konzentration immer länger und intensiver beim Atem zu belassen. Dann wird man auch im Alltag achtsamer und leidet weniger unter Stress.

Atem-Achtsamkeitsübung

Setzen oder legen Sie sich an einen Ort, wo Sie nicht gestört werden. Es ist egal, ob Sie sich auf einen Stuhl setzen, sich auf den Boden oder aufs Bett legen.
Schließen Sie nunmehr die Augen und verfolgen Sie den natürlichen Rhythmus des Atems. Versuchen Sie nicht, besonders langsam oder gleichmäßig zu atmen. Suchen Sie sich einen Bereich Ihres Körpers, wo Sie den Atem fühlen können. Dies könnte z.B. die Innenseite der Nasenflügel sein, wo Sie merken, wie die Luft in den Körper ein- und wieder ausströmt. Oder Sie richten Ihre Aufmerksamkeit auf die Bauchdecke und spüren nach, wie der Bauch sich im Atemrhythmus hebt und senkt. Versuchen Sie dabei, den Atem nicht zu verändern. Lassen Sie es einfach geschehen, ohne den Atem zu verlängern, zu verkürzen oder zu vertiefen.
Wenn Sie merken, dass Ihr Verstand abwandert, oder Sie anderweitig abgelenkt werden, kehren Sie ganz sanft wieder zur Beobachtung des Atems zurück. Dies ist der entscheidende Teil dieser Achtsamkeitsübung. Ärgern Sie sich nicht über Ihre Gedanken (das Affengeschnatter). Vermeiden Sie auch jegliche Bewertung der aufkommenden Gedanken (»Das ist ein blöder Gedanke« etc.). Versuchen Sie, sich nicht von den Gedanken einlullen zu lassen, sondern kehren Sie immer wieder ganz ruhig zu Ihrem Atem zurück. Hiermit stärken Sie Ihre Fähigkeit, sich von Ihren eigenen Gedanken zu distanzieren. Dies wird Ihnen in vielen stressvollen Situationen helfen.
Nach etwa 10 Minuten (Sie können die Übung natürlich auch länger machen) öffnen Sie sanft die Augen und atmen tief durch. Stehen Sie auf und versuchen Sie, die Erfahrung des reinen Beobachtens (ohne Bewertung und Verwicklung) mit in den Alltag aufzunehmen.
Wenn Sie sich lieber von einer Stimme und Bildern führen lassen wollen, können Sie sich Audios und Videos mit Atemübungen anhören bzw. anschauen. Anleitungen zu diversen Atementspannungen finden Sie außerdem oft zum kostenlosen Download bei Krankenkassen, beispielsweise sorgen Alexa und Google Assistent mit dem »TK Smart Relax« für Entspannung rund um die Uhr.

Der Body-Scan

Auch der *Body-Scan* aus dem MBSR-Programm kann ein guter Einstieg in die Achtsamkeit und das achtsame Atmen sein. Bei dieser Übung »scannt« man sozusagen innerlich seinen ganzen Körper – daher der Name. Der Body-Scan wird folgendermaßen praktiziert:

Legen Sie sich auf den Boden und achten Sie darauf, dass Sie während der Übung nicht einschlafen.
Schließen Sie die Augen – allerdings nur, wenn Sie nicht dazu neigen, schnell einzuschlafen. Sonst lassen Sie sie offen.
Spüren Sie Ihren gesamten Körper vom Kopf bis zu den Zehen und nehmen Sie ihn als Ganzes wahr.
Jetzt lenken Sie Ihre Aufmerksamkeit zu den Zehen des linken Fußes und beschäftigen Sie sich mit allem, was Sie dabei wahrnehmen: Wie warm oder kalt fühlt es sich an? Kribbelt es irgendwo? Wohin zeigen die Zehen? Es kann auch helfen, sich vorzustellen, den eigenen Atem an die zu spürende Stelle zu lenken: In diesem Fall also einen ruhigen Atemstoß von der Nase durch Brust, Bauch und Bein bis hin zu den Zehen verschicken.

Tipp: Es ist nicht schlimm, wenn man nichts spürt – auch das ist eine »intensive« Wahrnehmung.

Richten Sie die Aufmerksamkeit für einen Moment auf den eigenen Atem und darauf, wie er durch den Körper fließt.
Jetzt geht das Spüren des Körpers nach und nach weiter zu den Fußsohlen, Fersen und Knöcheln. Lass Sie auch diesmal die Atmung in den jeweiligen Körperteil wandern, registrieren Sie, wie es sich anfühlt, und lassen Sie diese Empfindung anschließend direkt wieder los.

Achten Sie darauf, zwischen jedem einzelnen Körperteil die Aufmerksamkeit erneut kurz zurück zur Atmung zu lenken.

Tauchen bei Ihnen von der Übung abweichende Gedanken auf, konzentrieren Sie sich immer wieder auf die Atmung, bis sich diese Gedanken verflüchtigen.

Nach dem Fuß tasten Sie sich mit der gleichen Methode nach und nach vollständig durch den Körper: über das linke und rechte Bein zum Rumpf, zu den Armen, zu Hals und Schultern und schließlich über den Kopf bis zum Scheitel. Richten Sie Ihre Aufmerksamkeit ausschließlich auf den Atem und die Empfindungen der verschiedenen Körperregionen.

Beenden Sie den Körperscan, indem Sie sich genüsslich recken und strecken.

Hinweis: Der Body-Scan ist eine sehr sichere Übung. Manchmal drängen sich aber auch unangenehme Gefühle, Gedanken oder emotional belastete Momente, die schon länger im Unterbewusstsein schlummern, mehr oder weniger hartnäckig in den Vordergrund. Lassen Sie sie zu und betrachten Sie jeden Gedanken, jede Empfindung, jede Emotion völlig wertfrei. Es gibt also keine »falschen« und »richtigen« Gedanken, Emotionen und Empfindungen. Damit der Body-Scan seine volle Wirkung entfalten kann, sollte er idealerweise mindestens einmal täglich je nach Übungsstand für je ca. 15–45 Minuten praktiziert werden.

Tuna-Energie-Atmen aus dem Shaolin-Qigong

Tuna ist eine Kurzform von *tugu naxin*, was sinngemäß »das Alte abgeben und das Neue aufnehmen« bedeutet. Bei der Übung der Tuna-Atmung handelt es sich um eine der ältesten schriftlich erwähnten Atemtechniken Chinas, die auch zu den Shaolin-Kraftübungen zählt, weil durch diese Übung die »Energiespeicher« des Körpers sehr schnell aufgeladen werden. Gleichzeitig wird während der Übung verbrauchtes *Qi* (Lebenskraft) abgeleitet und die Ausleitung schädlicher Faktoren gefördert.

Die Stressregulation und damit die immunstimulierende Wirkung wird in diesem Fall besonders durch die langsame Ausführung dieser Übungen unterstützt, die aus physiologischer Sicht den *Sympathikotonus* vermindert und den *Vagotonus* fördert. Ein stabiler Vagotonus – ein stabiler Spannungszustand des parasympathischen Systems – bedeutet, dass die Regeneration und der Aufbau körpereigener Reserven gefördert werden, insbesondere des Immunsystems.

Die Tuna-Atmung

Legen Sie sich entspannt mit ausgestreckten Beinen auf den Rücken. Dabei liegen Ihre Füße etwa hüftbreit parallel nebeneinander, und Ihre Fußspitzen zeigen nach oben.

Legen Sie nun eine Hand auf das Brustbein und die andere auf den unteren Bauch. Alternativ können Sie Ihre Arme auch locker neben Ihren Körper legen.

Beginnen Sie anschließend, mit dem Ausatmen Ihre Atemzüge zu zählen. Atmen Sie dabei durch Ihre Nase. Bewegen Sie beim Einatmen Ihre Füße nach innen, bis sich Ihre großen Zehen berühren. Kehren Sie beim Ausatmen wieder in die parallele Fußstellung zurück.

Ihre Atmung gibt Ihnen den Rhythmus vor. Versuchen Sie, Ihren Atemrhythmus nicht zu beeinflussen.

Konzentrieren Sie sich darauf, beim Ausatmen alles loszulassen, was Sie gerade belastet. Beim Einatmen hingegen versuchen Sie, alles einzuatmen, was Ihnen guttut, wie z. B. Energie, die Sie mit dem Ausatmen bis in Ihre Finger-, Zehen- und Haarspitzen fließen lassen können.

Vielleicht hilft Ihnen während der Übung die Vorstellung von wärmenden Sonnenstrahlen.

Führen Sie die Tuna-Atmung so lange durch, bis Sie sich entspannt und ausgeglichen fühlen. Diese Übung ist auch eine wunderbare Einschlafhilfe, und im Schlaf regeneriert ja bekanntlich unser Immunsystem.

Atemmeditation

»So du zerstreut bist, lerne auf den Atem zu achten.«
Gautama Buddha

Bei der Atemmeditation begleitet unser Geist den rhythmischen Fluss des Atems, möglichst ohne ihn zu beeinflussen. Die in den Körperraum gerichtete Aufmerksamkeit führt aus einer gelassenen Haltung heraus zu einer langsamen und tiefen Atmung. Zugleich werden die Fähigkeiten der Selbstwahrnehmung und der achtsamen Präsenz geschult.

Eine Atemmeditation hilft dabei, sich seinen eigenen Atem wieder bewusst zu machen und zurückzufinden zu einer tiefen und lockeren Bauchatmung. Der Geist hat im Atem ein Meditationsobjekt, worauf er sich konzentrieren kann, und wird daher nicht so schnell von Gedanken und äußeren Reizen abgelenkt. Das hilft den Meditierenden dabei, tief in der Meditation zu versinken.

Diese Art der Meditation ist einfach zu erlernen, und es sind keine Voraussetzungen nötig. Die Atemmeditation eignet sich deswegen sehr gut als Einstieg für Meditations-Anfänger, um zunächst zu lernen, den Geist zu beruhigen und einen Weg in die meditative Versenkung zu finden.

Besonders Menschen, die schnell gestresst und angespannt sind und Probleme damit haben loszulassen, sei die Atemmeditation ans Herz gelegt. Auch in Lebensphasen, in denen große Veränderungen anstehen, die Angst machen oder Sorgen bereiten, ist die Atemmeditation ein wunderbares Mittel, um zur Ruhe zu finden.

Die Atemmeditation erlernen

Suchen Sie sich einen ruhigen Ort, an dem Sie während der nächsten Minuten nicht gestört werden.

Setzen Sie sich entspannt hin, auf den Boden, auf einen Stuhl oder ein Meditationskissen. Hauptsache, es ist bequem und Sie haben in der Haltung keine Schmerzen.

Achten Sie auf eine aufrechte Körperhaltung. So verhindern Sie, dass Sie schläfrig werden. Außerdem unterstützt die aufrechte Körperhaltung die tiefe Bauchatmung.

Ihre Hände liegen locker im Schoß. Ihre Augen sind geschlossen, oder Sie lassen sie offen, jedoch ohne einen Punkt zu fokussieren.

Anfänger können zunächst mit 5 Minuten beginnen und sich allmählich steigern. Sind Sie schon fortgeschritten, dann planen Sie zwischen 15 und 60 Minuten Zeit für die Atemmeditation ein.

Um in der Situation anzukommen und sich zu entspannen, atmen Sie zunächst ein paarmal ganz bewusst durch die Nase ein und aus. Atmen Sie dabei tief in den Bauch hinein.

Richten Sie dann die Aufmerksamkeit auf den Atem und beobachten Sie, wie er fließt, ohne ihn in irgendeiner Weise zu kontrollieren.

Wenn Sie den Drang verspüren, den Atem kontrollieren zu wollen, konzentrieren Sie sich einfach auf das Heben und Senken des Brustkorbes oder der Bauchdecke.

Es ist normal, dass einem während der Meditation Gedanken in den Kopf kommen, die einen ablenken. Sobald Sie dies bemerken, nehmen Sie den Gedanken kurz wahr und lassen ihn dann gehen. Konzentrieren Sie sich wieder auf die Atmung.

Sie werden mit der Zeit merken, wie sich der Atem beruhigt und tiefer wird. Nehmen Sie dies einfach zur Kenntnis.

Um die Meditation zu beenden, kehren Sie mit dem Geist wieder in die Gegenwart zurück und spüren Sie in Ihren Körper hinein. Lassen Sie die Augen noch für einen Moment geschlossen, spüren Sie nach.

Variation für Erfahrene

Eine Variation der Atemmeditation für Fortgeschrittene besteht darin, jeden Atemzug so genau zu beobachten, dass man lernt, den Anfang und das Ende eines jeden Atemzugs zu erkennen und auch die Pause zwischen den Atemzügen wahrzunehmen. Es geht dabei nicht darum, absichtlich Pausen zwischen den Atemzügen herbeizuführen, sondern darum, die natürliche Pause zu erspüren und in diesem kurzen Moment genau auf den eigenen Körper zu achten. Denn während der Atem pausiert, kommt auch alles andere zum Stillstand.

Wie fühlt sich Ihr Körper zwischen den Atemzügen an? Was spüren Sie gerade in diesem Moment? Sie werden durch die Konzentration auf Ihren Atem und Ihren Körper viel Neues über sich erfahren.

Eine regelmäßige Atemmeditationspraxis sorgt für geistige und körperliche Gesundheit. Die Konzentrationsfähigkeit verbessert sich, wodurch Aufgaben im Alltag schneller und effizienter erledigt werden können. Der Herzschlag beruhigt und verlangsamt sich, und der Blutdruck sinkt. Durch die tiefe und entspannte Bauchatmung verbessert sich die Lungenkapazität, und das Immunsystem wird gestärkt.

Wer lernt, wieder locker in den Bauch zu atmen, kann sich in aufregenden und stressigen Situationen durch bewusste Atmung selbst beruhigen. Und wer regelmäßig meditiert, wird merken, dass einen nichts mehr so schnell aus der Ruhe bringt und dass man allgemein besser mit Stress umgehen kann und im Alltag gelassener ist.

Welche Methode ist die richtige für mich?

Wie Sie gesehen haben, gibt es zahlreiche Methoden, die Ihnen helfen, wieder zu einem ruhigen Atemrhythmus zurückzugelangen. Nach meiner langjährigen Erfahrung ist für jeden eine geeignete Methode dabei, die Freude macht und sich in den Alltag integrieren lässt.

Eher Top-down oder Bottom-up?

Mentale Verfahren lösen eine Entspannungsreaktion auf neuromuskulärer, vegetativer und hirnphysiologischer Ebene aus *(Top-down),* indem Aufmerksamkeit und Wahrnehmung gezielt gelenkt werden. Dies passiert beim autogenen Training, bei der Atemmeditation und bei meditativen Verfahren mit Mantras und Fantasiereisen.

Das gezielte Entspannen der Willkürmuskulatur, gekoppelt mit bewusster Wahrnehmung dagegen wirkt sich auf die vegetative, hirnphysiologische und kortikale Ebene aus *(Bottom-up).* Nach diesem Prinzip wirken die progressive Muskelentspannung, Qigong oder Yoga.

Probieren Sie am besten Verschiedenes aus, um das für Sie und Ihre derzeitige Situation Passende zu finden.

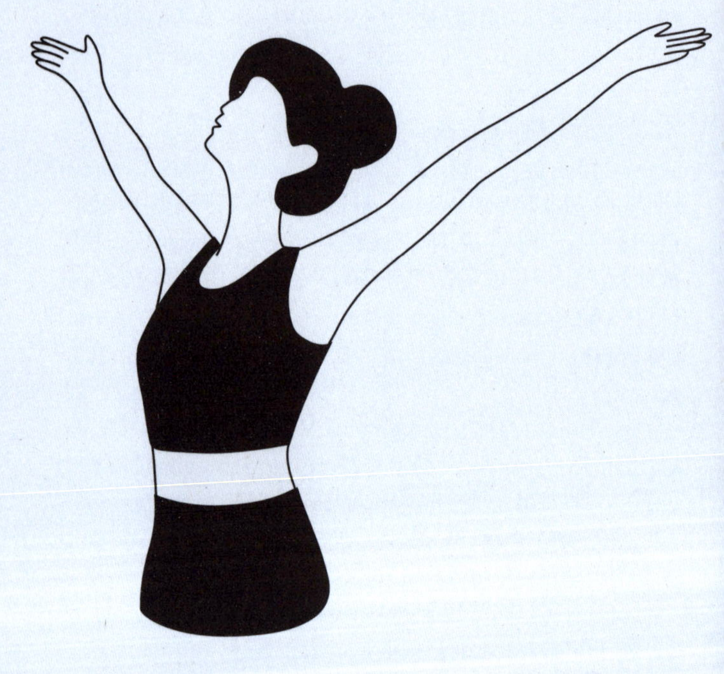

Miniprogramm »Atmen« für zwischendurch

Die folgenden »Minis« sind kurze Atemübungen, die Sie ganz einfach zwischendurch in den Alltag integrieren können, etwa beim Warten vor einer roten Ampel, in öffentlichen Verkehrsmitteln, beim Warten in einer Schlange oder vor dem Annehmen eines Telefongespräches.

Mini 1

Zählen Sie langsam rückwärts von 10 bis 0, für jeden Atemzug eine Zahl. Wenn Sie bei 0 angelangt sind, spüren Sie, wie es Ihnen im Augenblick geht. Wenn es Ihnen besser geht – schön! Wenn nicht, dann versuchen Sie es noch einmal.

Mini 2

Während des Einatmens zählen Sie langsam von 1 bis 4, während des Ausatmens zählen Sie dann langsam von 4 rückwärts.

Mini 3

Zählen Sie beim Einatmen wie bei »Mini 2« bis 4 und machen Sie dann nach dem Einatmen eine kleine Pause. In dieser Pause können Sie weiterzählen: 5, 6, 7. Beim Ausatmen zählen Sie dann rückwärts: 7, 6, 5, 4 und machen wieder eine Pause: 3, 2, 1. Dann wieder mit 1, 2, 3, 4 einatmen usw.

Wichtig ist bei den Minis, dass nicht das Zählen den Atemfluss bestimmt, sondern der natürliche Atemverlauf lediglich mit dem Zählen begleitet wird. Das Zählen dient nur dazu, die Aufmerksamkeit mit dem Atem zu verbinden, verändert werden soll der Atem dadurch nicht. Lassen Sie sich daher zu Beginn der Übung etwas Zeit, um in Ruhe Ihr Ein- und Ausatmen wahrzunehmen, bevor Sie mit dem Zählen beginnen.

Nachwort

Atem ist Leben.

Das Erste, wenn wir ins Leben treten, ist eine tiefe Einatmung. Das Letzte, wenn wir aus dem Leben treten, ist eine tiefe Ausatmung. Zwischen diesen beiden erstreckt sich unser ganzes Leben.

Eine alte indische Weisheit besagt, dass jedem Menschen eine bestimmte Anzahl von Atemzügen vorbestimmt ist. Atmet er flach und hektisch, ist die Anzahl rasch verbraucht. Atmet er tief und ruhig, kann sich das Leben sogar verlängern, zumindest aber qualitativ verbessern.

Dies ist aber nur dann möglich, wenn ein Empfinden für das Atemgeschehen und ein Bewusstsein für die Bedeutung des Atmens bestehen.

Ich hoffe, dass Sie durch dieses Büchlein dem Atmen nun mehr Aufmerksamkeit widmen und damit die Basis für ein gesundes und erfülltes Leben legen können.

Literatur

Benson, Herbert: *Gesund im Stress. Eine Anleitung zur Entspannungsreaktion.* Berlin/Frankfurt/Wien 1978.

Brefczynski-Lewis, J. A., Lutz, A., Schaefer, H. S., Levinson, D. B., Davidson, R. J.: »Neural correlates of attentional expertise in long-term meditation practitioners«. In: *PNAS,* 3. Juli 2007. https://centerhealthyminds.org/assets/files-publications/Brefczynski-LewisNeuralPNAS.pdf (abgerufen am 14.08.2020).

Dobos, Paul: *»Mind-Body-Medizin«. Integrative Konzepte zur Ressourcenstärkung und Lebensstiländerung.* München 2019.

Farrar, S. T., Yarrow, K., Tapper, K.: »The Effect of Mindfulness on Cognitive Reflection and Reasoning«. In: *Mindfulness,* 8. Juni 2020. https://link.springer.com/article/10.1007/s12671-020-01429-z (abgerufen am 14.08.2020).

Glaser, V.: *Eutonie, das Verhaltensmuster des menschlichen Wohlbefindens.* Heidelberg 1993.

Gourine, A., Kasymov, V., Marina, N.: »Astrocytes Control Breathing Through pH-Dependent Release of ATP«. In: *Science,* 30. Juli 2010. http://science.sciencemag.org/content/early/2010/07/15/science.1190721 (abgerufen am 14.08.2020).

Kabat-Zinn, Jon: *Im Alltag Ruhe finden.* München 2010.

Li, P., Janczewski, W. A., Yackle, K.: »The peptidergic control circuit for sighing«. In: *Nature,* 8. Februar 2016. https://www.nature.com/articles/nature16964 (abgerufen am 14.08.2020).

Mah, J. W. T., Murray, C., Locke, J., Carbert, N.: »Mindfulness-Enhanced Behavioral Parent Training for Clinic-Referred Families of Children With ADHD: A Randomized Controlled Trial«. In: *Journal of Attention Disorders,* 12. Juni 2020. https://doi.org/10.1177/1087054720925882 (abgerufen am 14.08.2020).

Mendioroz, M., Puebla-Guedea, M., Montero-Marín, J., Urdánoz-Casado, A., Blanco-Luquin, I., Roldán, M., Labarga, A., García-Campayo, J.: »Telomere length correlates with subtelomeric DNA methylation in long-term mindfulness practitioners«. In: *Scientific Reports,* 12. März 2020. https://www.nature.com/articles/s41598-020-61241-6.pdf (abgerufen am 20.08.2020).

Middendorf, Ilse: *Der Erfahrbare Atem in seiner Substanz.* Paderborn 1998.

Odgers, K., Dargue, N., Creswell, C., Jones, M. P., Hudson, J. L.: »The Limited Effect of Mindfulness-Based Interventions on Anxiety in Children and Adolescents: A Meta-Analysis«. In: *Clinical Child and Family Psychology Review.* 25. Juni 2020. https://link.springer.com/article/10.1007/s10567-020-00319-z (abgerufen am 14.08.2020).

Orme-Johnson D. W.: »Medical care utilization and the Transcendental Meditation program«. In: *Psychosomatic Medicine* 1987, 49(1), S. 493–507.

Paul, Anna, Kerckhoff, Annette: *Bewusst atmen – besser leben! – Mit der Kraft des Atmens zu mehr Ruhe und Wohlbefinden.* (Naturheilkunde für Zuhause). Essen 2014.

Schanche, E., Vøllestad, J., Visted, E., Svendsen, J. L., Osnes, B., Binder, P. E., Franer, P., Sørensen, L.: »The effects of mindfulness-based cognitive therapy on risk and protective factors of depressive relapse – a randomized wait-list controlled trial«. In: *BMC Psychology,* 5. Juni 2020. https://bmcpsychology.biomedcentral.com/articles/10.1186/s40359-020-00417-1 (abgerufen am 14.08.2020).

Staats, R., et al.: »Der Einfluss schlafbezogener Atmungsstörungen auf das zytotoxische Immunsystem. Klinische Relevanz oder molekularbiologische Spielerei?«. In: *Pneumologie* 2006; 60 – A29 DOI: 10.1055/s-2006-943021 (abgerufen am 14.08.2020).

Zelano, C., Jiang, H., Zhou, G.: »Nasal Respiration Entrains Human Limbic Oscillations and Modulates Cognitive Function«. In: *Journal of Neuroscience,* 7. Dezember 2016. http://www.jneurosci.org/content/36/49/12448 (abgerufen am 14.08.2020).

IMMUNBOOSTER

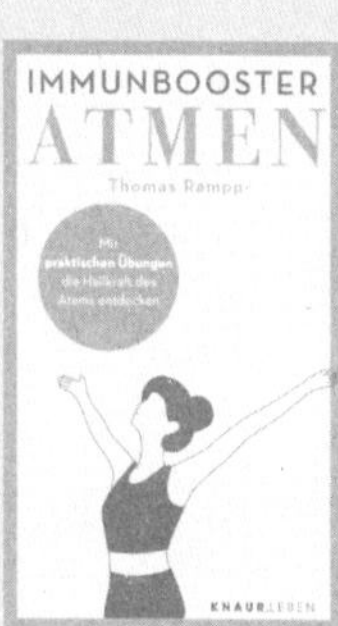

Thomas Rampp
IMMUNBOOSTER **Atmen**
Mit praktischen Übungen
die Heilkraft des Atems entdecken
ISBN 978-3-426-87907-8

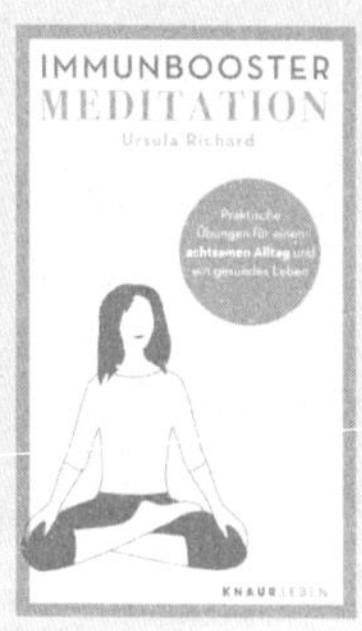

Ursula Richard
IMMUNBOOSTER **Meditation**
Praktische Übungen
für einen achtsamen Alltag und
ein gesundes Leben
ISBN 978-3-426-87908-5

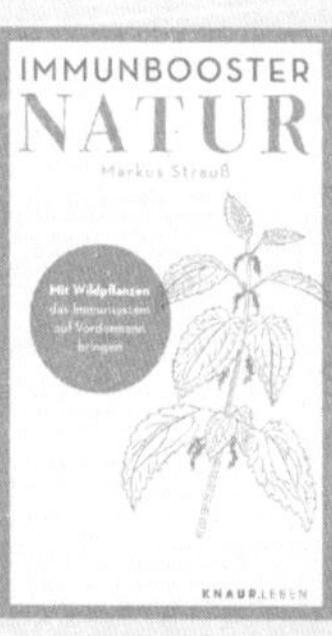

Markus Strauß
IMMUNBOOSTER **Natur**
Mit Wildpflanzen das Immunsystem
auf Vordermann bringen
ISBN 978-3-426-87909-2

sind die »beste Medizin«

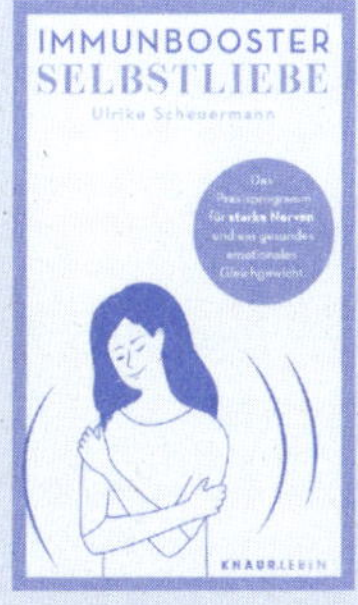

Ulrike Scheuermann
IMMUNBOOSTER **Selbstliebe**
Das Praxisprogramm für starke Nerven und ein gesundes emotionales Gleichgewicht
ISBN 978-3-426-87910-8

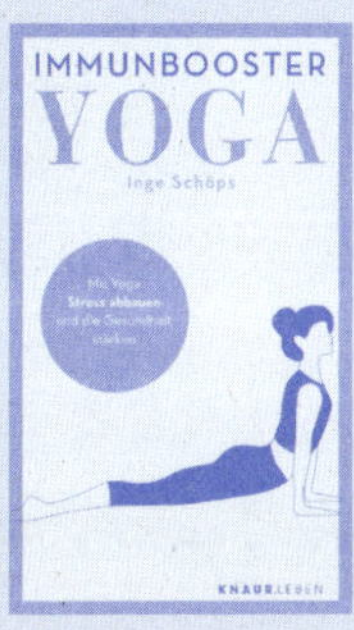

Inge Schöps
IMMUNBOOSTER **Yoga**
Mit Yoga Stress abbauen und die Gesundheit stärken
ISBN 978-3-426-87911-5

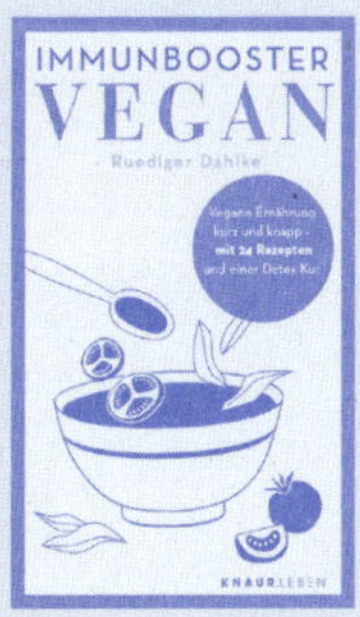

Ruediger Dahlke
IMMUNBOOSTER **vegan**
Vegane Ernährung kurz und knapp – mit 24 Rezepten und einer Detox-Kur
ISBN 978-3-426-87912-2